GUIDE DU MALADE

AUX BAINS DE MER

Te $\frac{161}{15}$

GUIDE DU MALÂDE

AUX

BAINS DE MER

INDISPENSABLE A TOUS CEUX

QUI VEULENT LES PRENDRE AVEC FRUIT
ET EN ÉVITER LES DANGERS

PAR

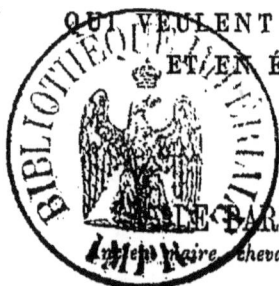

LE PARMENTIER DE FRESVILLE

ancien maire, chevalier de l'Ordre royal du Sauveur, etc.

Dieu, dans sa haute sagesse, ayant assujetti l'homme
à d'innombrables maladies, afin de lui mieux rappeler sa faiblesse et sa dépendance, que, dans son
orgueil de pygmée, il est toujours prêt à oublier;
Dieu, dis-je, dans sa profonde sagesse et son iné-
puisable bonté, à côté du mal a placé le remède :
les eaux thermales et la mer !

———◆———

PARIS
DE SOYE ET BOUCHET, IMPRIMEURS
PLACE DU PANTHÉON, 2

1856

A

FEU LHERMINIER

MÉDECIN EN CHEF DE L'HOPITAL DE LA CHARITÉ

PROFESSEUR A LA FACULTÉ DE MÉDECINE

DE PARIS

HOMMAGE DE RECONNAISSANCE.

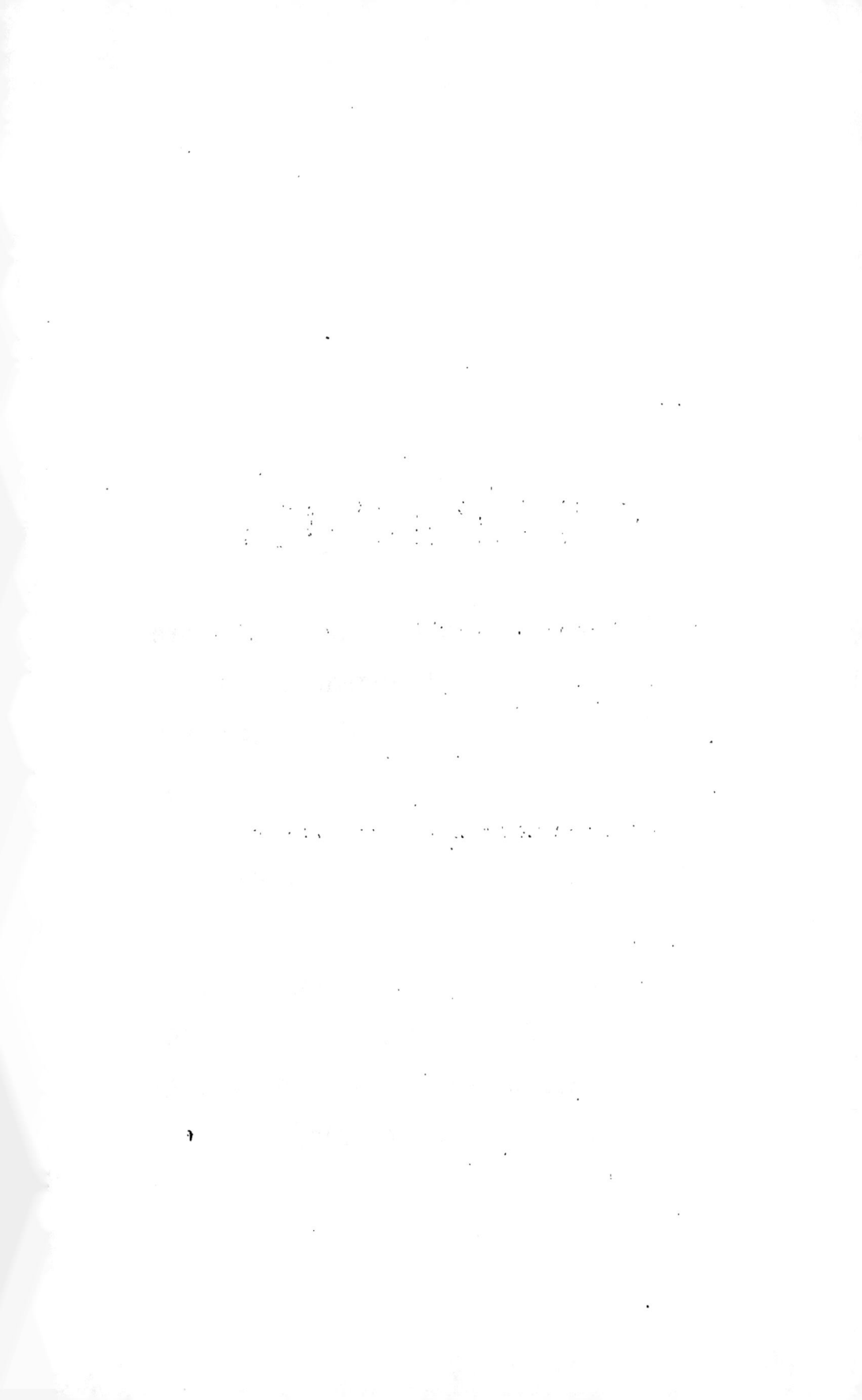

Nul intérêt personnel ne m'a fait écrire ce livre ; je n'ai point cherché à faire une spéculation ; je n'ai eu qu'un but : être utile aux personnes qui ont besoin de prendre des bains de mer.

C'est après une expérience de vingt années, après avoir pris, moi-même, plus de mille bains de mer, après en avoir constamment suivi et observé les divers effets, qu'épouvanté des funestes résultats de la manière dont on les prend en général, je n'ai pu résister au désir de les faire connaître.

Je crois remplir un devoir en éclairant de mon expérience les personnes qui abusant ou usant mal d'un remède puissant et précieux pour l'humanité, s'exposent, loin de diminuer leurs souffrances, à prendre de longues et cruelles maladies.

Maintenant, plus que jamais, un traité complet, mais peu volumineux, un exposé consciencieux mais rapide, des bons effets et des dangers des bains de mer, était devenu nécessaire et même indispensable.

Il y a trente ans, peu de personnes encore fréquentaient les établissements de bains : en France, Dieppe et Boulogne, et en Belgique Ostende, semblaient seuls avoir usurpé le monopole. Aujourd'hui, sur tous les points du littoral de la Manche, de l'Océan et de la Méditerranée, on trouve des établissements qui rivalisent de zèle et appellent à

eux les nombreux baigneurs qui, éclairés
par l'expérience, confient le soin de leur
guérison aux remèdes vrais et certains, que
Dieu lui-même a mis à la disposition de
l'homme. Car si Dieu dans sa haute sagesse
a assujetti l'homme à d'innombrables maladies, afin de lui mieux rappeler sa faiblesse
et sa dépendance, que dans son orgueil de
pygmée il est toujours prêt à oublier; Dieu,
dis-je, dans sa haute sagesse et son inépui-
sable bonté, à côté du mal a placé le remède : les eaux thermales et la mer !

CHAPITRE Iᵉʳ

DU DANGER DE MAL PRENDRE LES BAINS.

De toutes les eaux connues, l'eau de mer employée pour bains est l'une des plus actives, des plus salutaires ou des plus nuisibles, selon la manière dont les bains sont administrés.

Si puissants pour la guérison d'une foule de maladies aiguës ou chroniques, ils peuvent devenir mortels, dans ces mêmes maladies, lorsqu'ils sont mal pris et trop souvent mal ordonnés par les médecins.

Qu'il me soit donc permis ici de m'élever avec force contre certains praticiens qui, n'ayant jamais étudié spécialement ce remède naturel, n'en connaissent ni la puissance bienfaisante ni les dangers, et qui, par une légèreté sans excuse, l'ordonnent de façon à tuer leurs malades, au lieu de les soulager. Beaucoup d'entre eux regardent les bains de mer, faute d'en connaître suffisamment les propriétés et surtout les effets, comme tellement innocents qu'ils ne prennent pas la peine d'indiquer par écrit la manière dont ils doivent être pris.

Parmi ceux qui, plus consciencieux et plus éclairés, donnent à leurs malades des ordonnances écrites, beaucoup encore donnent des instructions si peu précises et quelquefois si absurdes, que les malades reviennent chez eux plus souffrants qu'à leur départ, et dégoûtés d'un remède qui a aggravé leur mal.

Il arrive souvent, malheureusement, que le médecin qui vous envoie aux bains de mer, vous ordonne des bains *d'un quart d'heure*, *d'une demi-heure*, et même de *trois quarts d'heure!* Il est impossible de pousser plus loin l'ignorance de ce remède et de compromettre plus légèrement la santé, et quelquefois la vie des malades.

Un exemple effrayant des dangers que je viens de signaler s'est passé devant mes yeux en 1839 au Tréport.

Mme C...ot avait été engagée, par son médecin, à conduire aux bains de mer sa petite fille, âgée de treize ou quatorze ans: ce docteur avait, avec raison, regardé l'eau de mer comme un puissant remède à la faiblesse de constitution de cette jeune personne; mais par une trop commune et trop fatale ignorance de l'énergie de cette eau, il ordonna des bains de *trois quarts d'heure!* Il espérait par là rendre plus promptement à sa jeune malade les forces qui lui manquaient,

Je fus épouvanté en apprenant de Mme C...ot, la prescription de son médecin.

Je lui fis les observations que déjà mon expérience me donnait le droit de lui adresser. Cette dame me remercia avec politesse de mon avis, mais elle n'en tint aucun compte. Je ne crus pas devoir insister, et cependant le médecin du Tréport était tout à fait de mon avis sur le chapitre des bains.

Au bout d'une quinzaine de jours, ne voyant plus Mme C...ot, je m'informai à mon baigneur (1) de la santé de cette dame. J'appris alors que sa petite fille était au lit depuis plusieurs jours, dangereusement malade d'une inflammation aiguë de la poitrine et des intestins ; maladie produite, chez ce sujet trop faible, par l'absorption d'une surabondance de principes toniques ; et cependant, les bains de mer, ad-

_____

(1) Michel Lameille : son fils l'a remplacé dans son emploi de baigneur, et je ne puis trop le recommander principalement aux dames.

ministrés convenablement, étaient parfaitement indiqués dans la maladie de Mlle C...ot. Mais, pris avec imprudence et sans ménagement, ils produisirent un effet tout contraire à celui qu'on devait en attendre.

Trois médecins étaient près de Mlle C...ot quand je quittai le Tréport et ne répondaient pas de ses jours.

Un exemple plus effrayant encore et dont le résultat aussi funeste que rapide ne peut trop être mis sous les yeux des malades, eut lieu au Havre il y a quelques années. Un négociant de Paris, d'un âge encore peu avancé, fut envoyé aux bains de mer dans l'espoir de combattre une prédisposition à l'apoplexie. Ce monsieur prit mal ses bains, c'est-à-dire qu'il ne se fit pas plonger, et qu'il les prit trop longs ; au vingt-cinquième bain, il fut frappé, en sortant de l'eau, d'une attaque d'apoplexie foudroyante (1) et

(1) Epanchement instantané au cerveau par suite de la rupture d'un vaisseau.

expira sur la plage ! Dans ce cas encore, cependant, les bains de mer, s'ils eussent été bien pris, auraient produit un excellent résultat.

L'année dernière (1855), au Tréport, une jeune personne, après avoir pris quarante bains, sans se faire plonger et beaucoup trop longs, se trouva tellement malade, que ses parents durent se hâter de reprendre la route de Paris ; mais arrivés à Rouen, le mal fit de si rapides progrès, qu'ils furent forcés de s'y arrêter. — Après vingt jours de souffrances aiguës, la jeune fille mourut !

Ces exemples, pris dans cent autres, prouvent évidemment qu'un *Guide aux Bains de mer* est un ouvrage indispensable, car voilà des médecins, habiles dans tous les autres cas, jouissant d'une réputation méritée, qui compromettent la vie de leurs malades, faute d'avoir assez étudié la manière de prendre les bains.

Je dirai donc, pour me résumer : aux docteurs à ordonner des bains de mer ; mais au *Guide* à indiquer la manière de les prendre avec fruit.

Un grand nombre d'exemples semblables, dont je parlerai au chapitre suivant, me convainquirent que j'étais dans la bonne voie. Et en effet, comme on le verra plus tard, mes conseils réussirent toujours aux personnes qui voulurent bien les suivre : conseils entièrement désintéressés ; car ils n'ont jamais été que de pure obligeance.

J'ajouterai, pour donner à mes paroles une autorité qu'elles n'auraient pas sans cela, que le bon et savant docteur Lherminier, médecin en chef de l'hôpital de la Charité de Paris, à la mémoire duquel je suis heureux de dédier ce modeste ouvrage, comme un bien faible hommage de ma reconnaissance, approuvait entièrement et sans réserve mon opinion sur la manière dont on doit prendre les bains de mer.

Les malades une fois convaincus de la justesse de mes conseils, il faut qu'ils se persuadent ceci :

1° Que des bains trop longs, loin d'être salutaires, sont nuisibles, parce que ce n'est point

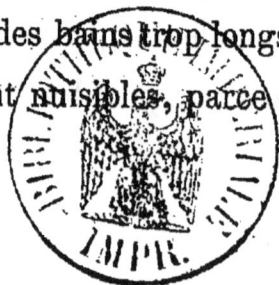

la longueur du temps qu'on demeure dans l'eau qui produit l'effet bienfaisant qu'on en attend, mais la manière de se baigner, l'effet du bain étant produit immédiatement après le plongeon;

2° Que mal prendre les bains, c'est-à-dire ne pas se faire plonger, c'est non-seulement en arrêter les bons effets, mais encore s'exposer aux plus grands dangers.

Ainsi, il n'est pas rare qu'à la suite de bains de mer pris sans méthode, comme je l'ai déjà expliqué dans ce chapitre, on se trouve atteint d'inflammation de poitrine, d'estomac, d'intestins, du larynx, etc. Ces maladies, aiguës d'abord, passent souvent à l'état chronique, malgré les secours de l'art devenu impuissant pour les combattre. A ces maladies, si graves déjà, il faut ajouter des congestions cérébrales, des attaques d'apoplexie, de paralysie, etc. ; — on trouvera au second rang des surexcitations nerveuses qui ne sont pas sans danger.

Il est d'autant plus important de prémunir les malades contre les imprudences qu'ils pourraient commettre par ignorance ou par entêtement, que souvent ce n'est que plusieurs semaines, d'autres fois plusieurs mois après les bains, que les accidents se déclarent.

Il arrive souvent aussi que ce n'est qu'après un certain laps de temps, qu'on éprouve tout le bien qu'on est en droit d'attendre des bains de mer pris comme je vais l'indiquer au chapitre suivant.

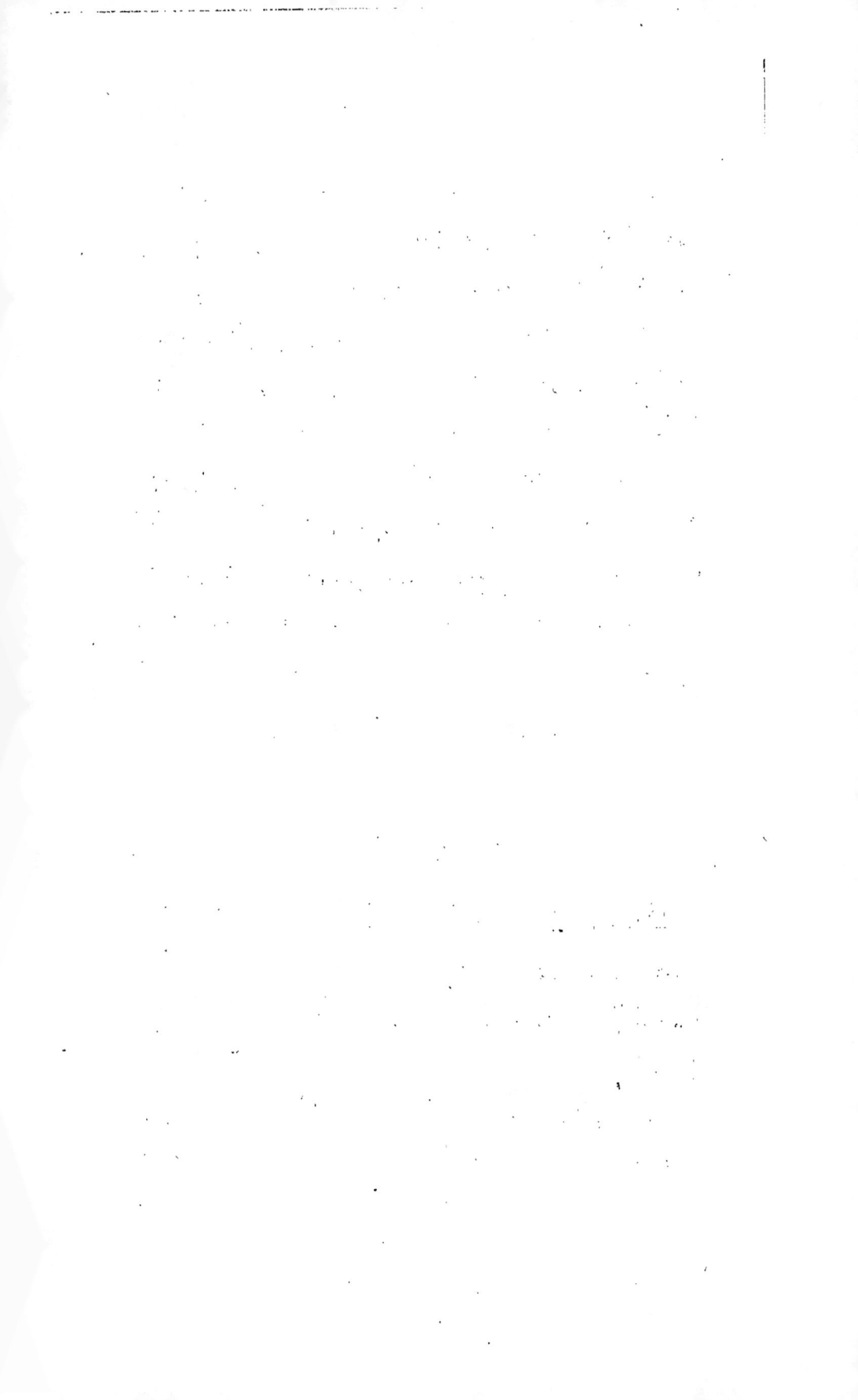

CHAPITRE II.

DE LA MANIÈRE DE PRENDRE LES BAINS.

Dans le chapitre précédent j'ai démontré les inconvénients de mal prendre les bains. Dans celui-ci je vais indiquer la manière de les bien prendre.

Et d'abord, fort de ma conviction, je condamne sans appel cette habitude fatale d'entrer peu à peu dans la mer, en tâtant l'eau d'abord avec un pied, puis avec l'autre. J'ai vu des personnes mettre un quart d'heure à se mouiller jusqu'à la ceinture. Qu'on sache bien que ces bains de jambes glacés sont les plus sûrs agents des apoplexies et des paralysies. Et rien n'est plus logique : si un bain de pieds chaud a pour résultat de faire descendre le sang, un bain de pieds froid doit incontestablement produire l'effet contraire, c'est-à-dire refouler le sang vers le cerveau.

D'autres, dans la crainte de se noyer, s'arrêtent aussitôt qu'ils sont dans l'eau jusqu'aux hanches, et restent ainsi une moitié seulement du corps imprégnée, — tandis que l'autre moitié reste exposée soit aux rayons d'un soleil brûlant, plus dangereux dans l'eau que sur la terre, soit aux vents très-froids qui fréquemment soufflent sur la mer. Dans l'un ou l'autre de ces cas, il y a là une source de maladies sérieuses.

Comment faut-il faire (diront en lisant ces

lignes les personnes qui n'ont jamais pris ou vu prendre des bains à la mer) pour se mouiller tout le corps en même temps ? N'est-il pas naturel aussi de s'arrêter quand on croit qu'il y a péril à aller plus loin ?

A ces objections je répondrai en peu de mots; et voici comment :

1° *Tous bains pris à la mer sans l'aide d'un maître baigneur sont des bains mal pris.*

J'affirme donc, que toute les personnes qui se baignent, et surtout pour raison de santé, ne peuvent ni ne doivent se passer du secours d'un des maîtres nageurs attachés à l'établissement, si elles veulent tirer quelques fruits de leurs bains, et voici pourquoi :

Il est *de toute nécessité de se faire plonger,* pour entrer à la mer. C'est la condition invariable à laquelle on doit se soumettre, sous peine des accidents que j'ai décrits au chapitre premier.

Quelques personnes m'ont répondu et d'autres répondront, sans doute encore au lecteur, que depuis longtemps elles prennent des bains sans maître baigneur et qu'elles n'en ont jamais éprouvé de mauvais résultats. Qu'est-ce que cela prouve ? Rien !... Beaucoup de gens se sont baignés vingt fois après avoir mangé sans avoir éprouvé d'accidents, mais tous, ou presque tous, ont fini par périr. Au reste, que prouvent les exceptions lorsqu'il s'agit d'une règle ? Rien ! Elles la confirment et voilà tout.

Le saisissement produit par le plongeon, que tout le monde redoute avant de l'avoir éprouvé, est si peu pénible, qu'à la seconde fois on ne le craint plus et que souvent à la troisième, il devient un plaisir. Une dame me disait au Havre, cette année, qu'avant son premier bain elle tremblait à la pensée d'être plongée, mais qu'au deuxième elle n'avait éprouvé aucune émotion. Beaucoup de personnes, surtout les dames, se figurent qu'elles doivent éprouver une suffocation au moment où on leur plonge la tête dans la vague; c'est une crainte dont on se guérit bientôt par l'expérience; il suffit d'avoir la précaution de ne pas respirer quand la vague passe, ce qui est d'autant plus facile que l'immersion ne dure pas plus d'une demi-seconde environ, le baigneur vous plongeant et vous relevant immédiatement pour vous poser sur les pieds. Il vous prend sur l'escalier de votre voiture, ou au bord de l'eau, si c'est dans un établissement où il n'y a pas de voiture, il vous enlève sur ses deux bras et s'avance dans la mer, jusqu'à ce qu'il y ait au moins deux pieds et demi d'eau, en ayant grand soin que vos pieds, ni aucune autre partie de votre corps ne se trouvent mouillés. Il attend qu'une lame arrive; quand elle approche, il vous invite à baisser la tête en arrière; la lame vient toujours... le baigneur vous plonge, la vague frappe votre tête, et de la tête elle court jusqu'à vos pieds; c'est alors que le baigneur vous dépose dans l'eau.

Ce saisissement produit par le passage de la

lame est l'agent le plus puissant des bains de mer. Déjà, quand il y a de la vague, vous êtes suffisamment imprégné et l'effet du bain est produit.

2° On ne doit pendant quatre, cinq, et même six jours, ne prendre qu'un seul bain. Cette utile précaution, qu'on ne doit pas négliger, est surtout indispensable quand on prend pour la première fois des bains, et qu'on ignore quels effets ils produiront.

Règle générale et sans exception. — On ne doit jamais rester plus de deux ou trois minutes, dans les cinq ou six premiers bains. Ensuite et graduellement, on peut les prendre de quatre à cinq; mais jamais on ne doit y demeurer plus de six minutes, et cela seulement, quand la mer est calme et sans vagues, parce qu'alors l'eau est beaucoup moins active que lorsqu'elle est agitée. Il est encore à observer que pour prendre des bains de six minutes, il n'en faut prendre qu'un seul par jour.

Je ne crains pas d'affirmer que deux bains de deux ou trois minutes produisent un effet bien plus salutaire qu'un seul bain de huit ou dix minutes et n'offrent pas les mêmes dangers.

Dans les maladies inflammatoires, aiguës ou chroniques, on ne doit, surtout dans les commencements, prendre qu'un seul bain par jour, et de une ou deux minutes, jamais plus, sous peine des plus graves accidents. Je conseillerai même dans les maladies aiguës de se faire plonger et de sortir immédiatement de l'eau. J'ai toujours vu cette méthode réussir parfaitement.

Il n'y a qu'un seul cas où il soit permis, et même utile, de prendre des bains de sept et même de huit minutes : c'est après une fracture, ou quand un membre a souffert et s'est affaibli, par suite d'une opération ou d'une chute grave. Encore faut-il qu'aucune autre maladie ne s'y oppose. Dans ce cas j'affirme, de toute la puissance de ma conviction, que les bains de mer sont le remède le plus efficace et le plus certain.

Je dirai même qu'ils ne manquent jamais leur effet quand ils sont bien ordonnés et bien administrés.

3° Dans quelque saison qu'on se trouve aux bains, on ne doit jamais en prendre plus de deux par jour. Un plus grand nombre causerait une fatigue qui n'aurait pour résultat que de détruire l'effet bienfaisant du remède.

A moins cependant qu'on ne se baigne de la manière suivante :

Le baigneur vous plonge, et vous reporte immédiatement dans votre voiture ou dans votre cabine. Vous vous enveloppez dans un chaud peignoir de flanelle, ou mieux encore de molleton. Vous vous séchez bien, vous vous habillez ; vous faites en sorte qu'une douce chaleur reparaisse à la peau. — Alors, vous vous déshabillez et vous vous faites plonger de nouveau. Vous restez dans ce bain une minute et vous vous séchez de la même manière que la première fois. Ceci compte pour deux bains. Vous pouvez recommencer le soir, ce qui vous fera quatre immersions dans la même journée. Pour éviter la fatigue, on peut le matin prendre un bain ordinaire très-court, et dans l'après-midi prendre un bain double en n'omettant rien de ce que j'ai indiqué ci-dessus.

L'effet de ces bains doubles est immense ! j'en ai vu des résultats merveilleux... En 1838, au Tréport, Mme la marquise d'Avessin les prenait ainsi que je viens de les conseiller, et elle en obtenait les effets les plus heureux. J'en ai pris moi-même un grand nombre et je m'en suis toujours bien trouvé. Mais on ne doit commencer à les prendre qu'après s'être baigné une quinzaine de jours de la manière ordinaire.

Je finirai ce chapitre en disant que lorsque le temps est beau, une promenade de trois quarts d'heure ou d'une demi-heure sur la plage ou sur la jetée est salutaire après le bain pour ramener la chaleur et un peu de moiteur. Mais gardez-vous bien de croire et d'imiter les gens

2.

qui vous diront que de longues courses à pied sont nécessaires après les bains. Rien, au contraire, n'est plus nuisible à l'effet qu'ils doivent produire que la fatigue, quelle qu'en soit la cause. Promenez-vous donc selon vos forces si le temps est doux. Prenez de l'exercice, mais point de fatigue. Et si le temps est froid, rentrez vite chez vous et tenez-vous chaudement.

CHAPITRE III.

RÉGIME A SUIVRE.

Après la manière de prendre les bains, le régime à suivre est ce qu'il y a de plus important, en ce qu'il doit se combiner avec le remède, loin d'en contrarier l'effet, ce qui malheureusement arrive trop souvent aux bains de mer et surtout aux eaux thermales.

On aurait tort cependant de s'alarmer en lisant ces lignes. Le régime que je prescris comme nécessaire se borne à une nourriture douce et saine, à éviter tous les excès de quelque genre qu'ils puissent être. Voici, au reste, quelques explications que je crois devoir donner à mes lecteurs.

1° Les aliments trop rafraîchissants ou aqueux, en débilitant l'estomac, détruiraient l'effet tonique des bains. Un régime irritant produirait un effet tout contraire, et non moins dangereux. Les organes digestifs, déjà légèrement excités par les propriétés fortement toniques de l'eau de mer, se trouveraient livrés à une surexcitation qui pourrait avoir des conséquences graves, telles que des inflammations d'estomac, de poitrine, d'intestins, du larynx, etc., etc., ou de violentes éruptions à la peau. Ce dernier accident est favorable et l'on ne doit pas s'en inquiéter, lorsqu'il n'est pas général et qu'il se produit naturellement et sans les causes ci-dessus indiquées. — Cependant ou doit pendant un jour ou deux suspendre les bains ou n'en prendre qu'un seul, suivant la violence de l'éruption. Si elle se produisait partout le corps, on suspendrait les bains pendant deux ou trois jours, et à l'avenir, on les prendrait plus courts.

Les viandes blanches et noires, rôties et grillées, sont une excellente nourriture. — L'usage journalier des premières est préférable; cependant il ne faut pas exclure de sa table les dernières qui, plus nourrissantes, sont souvent nécessaires aux estomacs affaiblis. Les bains de mer, fatiguant beaucoup, obligent les baigneurs à prendre une nouriture substantielle. Le poisson et les légumes verts bien cuits sont excellents aussi.

Je prie les malades de ne manger qu'avec le plus grand ménagement de toutes les espèces de coquillages, homards, langoustes, crevettes, etc., à cause de leurs propriétés trop excitantes qui ne manqueraient pas de leur causer des inflammations et de violentes éruptions.

On doit proscrire sans rémission de sa table les fruits, la salade, et en général toutes les crudités, qui détruiraient complétement l'effet des bains.

On doit éviter aussi l'usage trop fréquent des liqueurs alcooliques, du café et des vins capiteux. Mais il ne faut pas induire de là, qu'il soit utile, ni même convenable de boire de l'eau pure, à moins que ce ne soit par goût et qu'on n'y soit accoutumé.

L'eau étant très-mauvaise, en général, dans les ports de mer, j'engagerai comme chose utile et agréable d'y mêler un tiers de vin de Bordeaux.

En Normandie, où le cidre est excellent, on peut en boire sans inconvénient, si toutefois il convient à l'estomac; mais il faut à chaque repas boire un verre ou deux de bon vin.

Les personnes que la bière n'incommode pas, peuvent en boire en mangeant, surtout en Belgique, où elle est bien meilleure qu'en France. Les meilleures bières ou au moins les plus agréa-

bles, à Ostende ou à Blanckenberg, sont le fa-
row de Bruxelles, et la délicieuse bière blanche de
Louvain.

De temps en temps de l'eau de Seltz (seulement
de l'eau naturelle de Seltz ou de celle qu'on fait
soi-même) mêlée avec le vin, facilite la digestion
et donne du ton aux estomacs paresseux.

Lorsque pendant son bain on a bu, involontai-
rement, une certaine quantité d'eau de mer, et que
l'estomac est fatigué par la présence de ce liquide,
nullement malfaisant, si on éprouve des nausées
ou seulement des renvois, une cuillerée à café
de sirop d'éther ou, à défaut de sirop, deux ou
trois gouttes d'éther sulfurique sur un morceau
de sucre, dissipent en un moment les gaz pro-
duits par la digestion de l'eau de mer. L'élixir
de la Grande-Chartreuse de Grenoble produit le
même effet. A défaut d'éther ou d'élixir on peut
prendre un peu d'anisette ou de curaçao de Hol-
lande dans de l'eau. Mais j'engage les malades à
se munir de sirop d'éther.

Lorsque l'heure de la marée oblige à se baigner dans le milieu de la journée, il est prudent de ne manger le matin qu'un peu de poisson, et même de ne prendre à déjeuner que du thé, si nulle maladie ne s'y oppose, ou du chocolat. Quelle que soit la nourriture qu'on prenne, il faut manger légèrement, quand on doit prendre un bain vers trois ou quatre heures. Car, quoiqu'il soit moins dangereux de se baigner à la mer que dans les rivières après avoir mangé, je ne puis trop recommander aux malades, chez qui la digestion se fait plus lentement que chez les personnes bien portantes, d'attendre *au moins trois heures et demie* après avoir déjeuné, avant d'aller au bain.

J'ai vu se noyer à Boulogne un colonel anglais, excellent nageur qui, depuis dix-huit ans, se baignait tous les jours après avoir dîné. Ce jour-là, il y avait foule sur la jetée. Le colonel, après avoir comme à l'ordinaire piqué une tête, revint sur l'eau et poussa des cris qu'on ne com-

prit pas d'abord. Cependant les braves frères
Hénin, inquiets, se portèrent à son secours... Il
était trop tard... Ils ne ramenèrent au rivage
qu'un cadavre ! Le colonel avait succombé par
suite d'une congestion cérébrale, causée par une
indigestion. Cent fois on brave la mort, cent
fois on lui échappe... mais à la cent et unième,
elle saisit sa proie !

J'ai défendu la fatigue, quelle que soit la cause
qui la produit !

Partant de ce principe : *Je proscrirai impi-
toyablement les longues veilles.* Souvent il faut
être sur la plage à huit heures du matin, quelquefois même à sept, selon l'heure de la marée.
Instruits de ceci, les malades comprendront facilement que si les veilles se prolongent trop, il
en résulte une fatigue qui, jointe à l'effet tonique
des bains, allume le sang et détruit par cela
même tout le bien qu'ils auraient pu produire.

Dans presque tous les établissements il y a un
salon de réunion ou Casino, où l'on danse deux

ou trois fois par semaine, quelquefois toute la nuit. Loin de moi le dessein barbare de priver ces réunions de leur plus grand charme; mais je ne puis trop recommander aux dames de sacrifier quelques contredanses au soin de leur santé. Je le répète encore une fois, de l'exercice mais point de fatigue.

CHAPITRE IV,

DIVERSES GUÉRISONS

A l'appui des conseils que je suis heureux de donner aux personnes malades, je vais citer quelques exemples de guérison pris entre mille, et qui prouveront l'efficacité des bains de mer pris avec méthode.

En 1839 je me trouvais au Tréport et j'y rencontrai un chef de bureau, je crois, du ministère de la guerre ; ce monsieur avait été envoyé aux bains de mer par son médecin, pour combattre une congestion cérébrale que tous les antiphlogistiques connus parvenaient à peine à calmer et non à guérir. Ce monsieur prenait ses bains de la manière la plus propre à la lui donner si déjà il ne l'eût eue. Aussi au bout de huit jours était-il beaucoup plus souffrant qu'à son arrivée.

Un matin sa femme s'approcha de moi et m'adressa les questions suivantes, auxquelles je répondis comme on va le voir.

D. Veuillez monsieur, me pardonner mon indiscrétion : je vous vois prendre quatre bains par jour (j'en prenais deux doubles), seriez-vous assez bon pour me dire si vous vous en trouvez bien ?

R. Très-bien, madame.

D. Mon mari en prend aussi, et ils lui font mal.

R. Cela ne m'étonne pas, madame.

D. Pourquoi, monsieur ?

R. Madame, parce que la manière de prendre les bains les rend salutaires ou nuisibles.

D. Mon mari...

R. Est un homme perdu, s'il continue à se baigner comme il fait depuis huit jours.

D. Ah! mon Dieu!...

R. Votre mari, atteint d'une congestion cérébrale, pour laquelle les bains de mer sont parfaitement indiqués quand ils sont bien pris, met un quart d'heure à entrer dans l'eau, et encore ne se mouille-t-il que jusqu'à la ceinture. Ce n'est pas ainsi qu'on se baigne, surtout pour une affection cérébrale.

Je prescrivis à cette dame la manière dont son mari devait prendre ses bains. Et je vis avec plaisir que mon ordonnance était exactement suivie. Quand j'étais absent, j'en étais instruit par mon baigneur; mais pendant assez longtemps le mari ni la femme ne me parlèrent de l'effet de ma prescription. Ce ne fut qu'au bout de trois semaines qu'un matin tous deux m'en instruisirent. J'appris que mes avis avaient produit un résultat presque merveilleux. Ce monsieur qui vingt jours auparavant, tourmenté des plus fâcheux symptômes, craignait à chaque instant qu'une nouvelle attaque ne vînt le frapper, éprouvait maintenant un bien-être qu'il n'avait pas ressenti depuis longtemps. Plus d'étourdissements, plus de douleurs à la tête, plus d'engourdissement dans les membres (symptômes si fâcheux!), plus de somnolence après les repas et beaucoup moins de rougeur au visage. Voilà le résultat de vingt-cinq jours de bains pris convenablement. Ses affaires le rappelaient à Paris, je lui conseillai de revenir l'année suivante achever sa guérison.

A Boulogne, en 1840 et 1841, j'eus encore l'occasion d'observer combien les bains de mer pris méthodiquement ont de puissance sur notre organisation.

Voici un fait dont j'ai été témoin. Une jeune

personne que j'avais quelquefois rencontrée dans le monde, Mlle Zélie de N***, malade depuis trois ans, n'éprouvait aucun soulagement de tous les efforts que la médecine tentait vainement pour la guérir. Une amie de sa mère, madame V***, qui depuis plusieurs années prenait les bains de mer pour combattre des crises de catalepsie, qui non-seulement la faisaient beaucoup souffrir, mais mettaient souvent sa vie en danger, lui conseilla d'essayer des bains de mer et l'engagea à l'accompagner à Boulogne. Mlle de N***, ne pouvait se tenir ni debout ni assise. On établit un lit dans une voiture et c'est ainsi qu'elle fit le trajet de Paris à Boulogne. Je cite ce fait pour prouver combien elle était gravement malade.

Après avoir pris quarante bains environ, de la manière que j'ai indiquée, Mlle de N*** revint à Paris, non plus couchée, mais assise. Un mieux sensible se faisait déjà remarquer ; le foie était rentré dans son état normal ou à peu près. Plus

de palpitations, plus d'étourdissements, l'appé-
tit commençait à revenir. L'année suivante Mlle de
N*** recommença le même traitement; à son re-
tour elle était bien portante.

En 1843 je me trouvais à Ostende, avec Mme
C***, femme d'un notaire de Guise en Lorraine.
Mme C***, atteinte d'une grave affection des voies
digestives, ne pouvait supporter que fort peu
d'aliments, pour ne pas dire point, et ne pouvait
rester couchée après avoir mangé sans éprouver
tantôt un malaise général suivi de suffocations,
tantôt des souffrances aiguës ; dans les deux cas,
elle était forcée de passer la nuit assise sur un
fauteuil.

En arrivant à Ostende, elle consulta un médecin de la ville, dont le nom flamand m'échappe.
Ce médecin lui ordonna des bains *d'un quart
d'heure*, mais sans se faire plonger, et jamais
plus d'une fois par jour.

Je témoignai à Mme C*** mon étonnement, non
pas à cause d'un seul bain, mais à cause de la

manière de le prendre. Cette dame crut devoir suivre les avis du docteur préférablement aux miens et n'éprouva aucun soulagement. L'oppression au contraire augmentait chaque jour. Elle se décida enfin, après m'avoir consulté, à se faire plonger et à prendre des bains de deux minutes seulement. Elle raconta à son médecin l'essai que je lui avais conseillé ; le docteur la blâma hautement et lui défendit de continuer. Mᵐᵉ C*** reprit pendant quelques jours ses bains selon l'ordonnance de l'Hippocrate flamand. Bientôt le mal augmenta au point, qu'à peine Mᵐᵉ C*** pouvait-elle se traîner jusqu'à la plage soutenue par deux personnes. Après un peu d'hésitation, elle revint me trouver, et dégoûtée de son docteur, elle me pria de lui donner des conseils ; ce que je fis avec plaisir. Je lui prescrivis de prendre ses bains comme je l'ai indiqué au chapitre II ; je lui en fis prendre d'abord un, puis deux, puis enfin trois par jour, compris un double, et toujours d'une ou trois minutes au plus. Quelques cuillerées de l'excellent élixir des Chartreux de Grenoble, étendu dans un peu d'eau, redonnèrent à l'estomac du ton et de la vigueur. De l'eau de Seltz que Mme C*** fit elle-même (c'est celle qui est préférable quand on ne peut pas se procurer d'eau naturelle de Seltz) acheva avec les bains de lui rétablir les voies digestives dans leur état normal. Après cinq semaines de ce traitement si simple, Mme C*** quitta Ostende, sinon en parfaite santé, du moins en pleine voie de guérison; car elle mangeait de tout comme tout le monde, dormait bien dans son lit, et commençait à engraisser.

La même année, j'eus encore occasion d'observer un cas de guérison assez important. Un homme de quarante ans environ, entièrement paralysé des membres inférieurs (paraplégie complète) se faisait transporter dans la mer sur une espèce de petite civière; après un mois de bains bien pris, il marchait appuyé sur une

canne, et descendait seul l'escalier de la digue,
si élevée, d'Ostende.

Quelque peu fréquentés que soient les bains
de mer de Cherbourg, j'ai eu en 1844 et en 1845
l'occasion d'y faire des observations qui ne manquaient pas d'intérêt. Et entre autres, celle dont
je vais parler mérite d'être remarquée.

Un monsieur d'une cinquantaine d'années était
menacé, après une chute de voiture, d'une maladie de la colonne vertébrale ; abandonné par
les médecins, ne sachant plus à quel saint se recommander, il eut recours aux bains de mer. Je
le rencontrai à Cherbourg, où quelquefois nous
étions seuls à l'établissement. Je remarquai qu'il
prenait mal ses bains. Je lui en fis l'observation,
et ce monsieur m'ayant demandé mes conseils,
je lui prescrivis de présenter ses reins au choc
des vagues. Il souffrit d'abord beaucoup plus ;
lorsque la lame le frappait, les douleurs étaient
tellement insupportables qu'on était forcé de le
soutenir à demi évanoui. Peu à peu les douleurs

diminuèrent, la sensibilité cessa presque totale-
ment, et au bout d'un mois il commençait à marcher
cher à l'aide d'une canne. Le mieux était déjà
sensible, puisque avant les bains il ne pouvait
se rendre à la mer que soutenu par deux personnes.

En 1848, en 1850 et en 1852 à Boulogne, en
1855 à St-Valery-sur-Somme, au Tréport, à
Saint-Valery-en-Caux, à Fécamp, à Etretat, au
Havre et à Trouville, mêmes observations, mêmes
conseils, mêmes succès !

Je m'arrête : citer un plus grand nombre de
faits serait abuser de la patience du lecteur, auquel je crois avoir rapporté des exemples de gué-
risons assez importantes, pour lui prouver que
mes observations sont sérieuses et ne s'appuient
que sur des résultats obtenus devant mes yeux,
pendant vingt ans.

CHAPITRE V.

MOI

Je demande au lecteur la permission de l'entretenir quelques instants de moi.

En 1833 je rapportai de Vichy (où tant d'autres vont chercher la santé) une fièvre intermittente assez grave, puisqu'il n'est pas sans exemple que des habitants du pays aient succombé par suite des accès de cette cruelle maladie.

Grâce aux soins du docteur Lherminier, au bout de quinze jours de traitement la fièvre avait cessé. Mais l'année suivante à la même époque, je fus atteint d'une affection névralgique dans la tête. Les douleurs que j'éprouvais étaient tellement atroces, que la mort m'eût paru un bienfait, si l'espérance n'était pas heureusement à côté du désespoir. Cette névralgie résista à tous les moyens pharmaceutiques, le sulfate de quinine, l'opium, la glace, la chaleur, les vésicatoires sur la tête pansés à l'acétate de morphine, poison qui me tuait sans me soulager, rien ne produisit d'effet. Je devins jaune comme du cuivre, et chauve... voilà tout! Et cela à vingt ans !

Au mois de septembre le docteur Lherminier me conseilla les bains de mer. Je me rendis à Boulogne où je pris une trentaine de bains. J'en éprouvai un soulagement sensible; j'y retournai plusieurs années et ma névralgie disparut entièrement.

En 1837, en allant au Tréport avec plusieurs personnes de ma famille, nous voyagions en poste; le postillon de Gamache, ivre ou ignorant, ne put maîtriser trois chevaux fougueux et mal dressés, la voiture allait verser dans une fondrière, je m'élançai par la portière dans l'espoir d'arrêter les chevaux emportés. Je fus lancé à dix pas de la voiture et je tombai sur un caillou aigu qui me blessa gravement au genou. En quelques minutes une enflure effrayante se manifesta; heureusement, deux heures après, j'étais au Tréport. Quinze jours de bains et de compresses d'eau de mer me guérirent radicalement, sans saignée, ni sangsues. A Paris, j'en aurais eu pour trois mois! Une chose bien remarquable, c'est qu'en entrant dans l'eau mon genou était très-enflé; il m'était impossible de plier l'articulation. Au bout de quelques minutes l'enflure avait disparu et je marchais facilement; mais le gonflement et la douleur revenaient peu à peu. Cependant chaque jour l'amélioration était sensible.

Dans des cas semblables des bains de six ou huit minutes sont nécessaires, si nulle autre maladie ne s'y oppose. Il est convenable alors de toujours présenter la partie affectée au choc de la lame, c'est le plus puissant moyen de guérison. J'ai pris, à cette époque, jusqu'à deux bains doubles par jour et toujours avec succès.

Au printemps dernier, je souffrais cruellement d'un rhumatisme qui était venu se loger précisément au même genou que j'avais eu blessé en allant au Tréport, il y a dix-huit ans ; je ne parvenais à marcher qu'avec la plus grande difficulté. Ajoutez à cela un dérangement des voies digestives et vous jugerez du triste état de ma santé. Confiant, comme toujours, dans l'effet des bains de mer, j'ajournai tout traitement. Au mois de juillet je me rendis au bord de la mer ; — quarante-cinq bains firent disparaître mon rhumatisme et mon dérangement d'estomac. Je ne me suis jamais mieux porté qu'en ce moment, et cela, je le répète encore, grâce aux bains de mer.

C'est donc à ce remède puissant que je dois la guérison de mon rhumatisme, de mon affection de l'estomac et d'une grave contusion.

C'est encore aux bains de mer que je dois la guérison de la névralgie la plus intense. A eux... et au bon et savant docteur Lherminier, à qui je suis heureux de payer ici un tribut de reconnaissance et de regrets ; de reconnaissance, car c'est lui qui a trouvé le remède à mon mal ; de regrets, car la mort l'a frappé trop tôt pour ses amis, pour l'humanité et surtout pour les pauvres !

CHAPITRE VI.

OBSERVATIONS.

Je crois nécessaire, après avoir ordonné aux malades de se faire plonger la tête dans la lame, de rassurer les dames qui pourraient craindre que l'eau de la mer n'altérât la beauté de leurs cheveux. Je leur certifie que loin de nuire aux cheveux, l'eau de mer en fortifiant le cuir chevelu, les empêche de tomber.

Je dois aussi avertir les malades que, quelques personnes qui ne peuvent vaincre la terreur que leur inspire le plongeon, se font verser sur la tête un baquet d'eau avant d'entrer dans la mer. Cette immersion, beaucoup moins efficace que le plongeon, a l'inconvénient grave non-seulement d'être plus longue et plus désagréable, mais encore d'obliger le malade à rester exposé au vent, souvent très-froid, avec des habits mouillés jusqu'à ce qu'il ait de l'eau jusqu'au cou.

Il est donc évident que ce moyen ne doit être employé que par les personnes dont le poids ne permet pas à un homme de les porter sur ses bras.

Au Havre et à Cherbourg on a l'excellente habitude, dans les établissements, de donner des bains de pieds chauds, qu'on trouve tout prêts en entrant dans sa cabine. C'est le véritable complément du bain de mer. J'ai toujours regretté que cet usage, si utile à la santé des malades, ne soit pas généralement adopté dans tous les établissements bien organisés. J'engage même les personnes qui voudront bien avoir foi en mes conseils, surtout celles qui sont menacées de congestions cérébrales, à demander, quel que soit l'établissement où elles se trouveront, des bains de pieds chauds d'eau de mer. C'est au reste une bonne précaution pour tout le monde, principalement dans les établissements où il n'y a pas de voitures, quand le vent est froid et qu'il a fallu marcher sur le sable pour rejoindre sa cabine.

Il y a surtout un cas de maladie où les bains de pieds chauds sont une necessité : c'est lorsque les bains de mer sont ordonnés pour combattre l'aliénation mentale, qui souvent cède à ce traitement bien administré, surtout lorsque des douches d'eau de mer sont convenablement données avec un arrosoir à pomme.

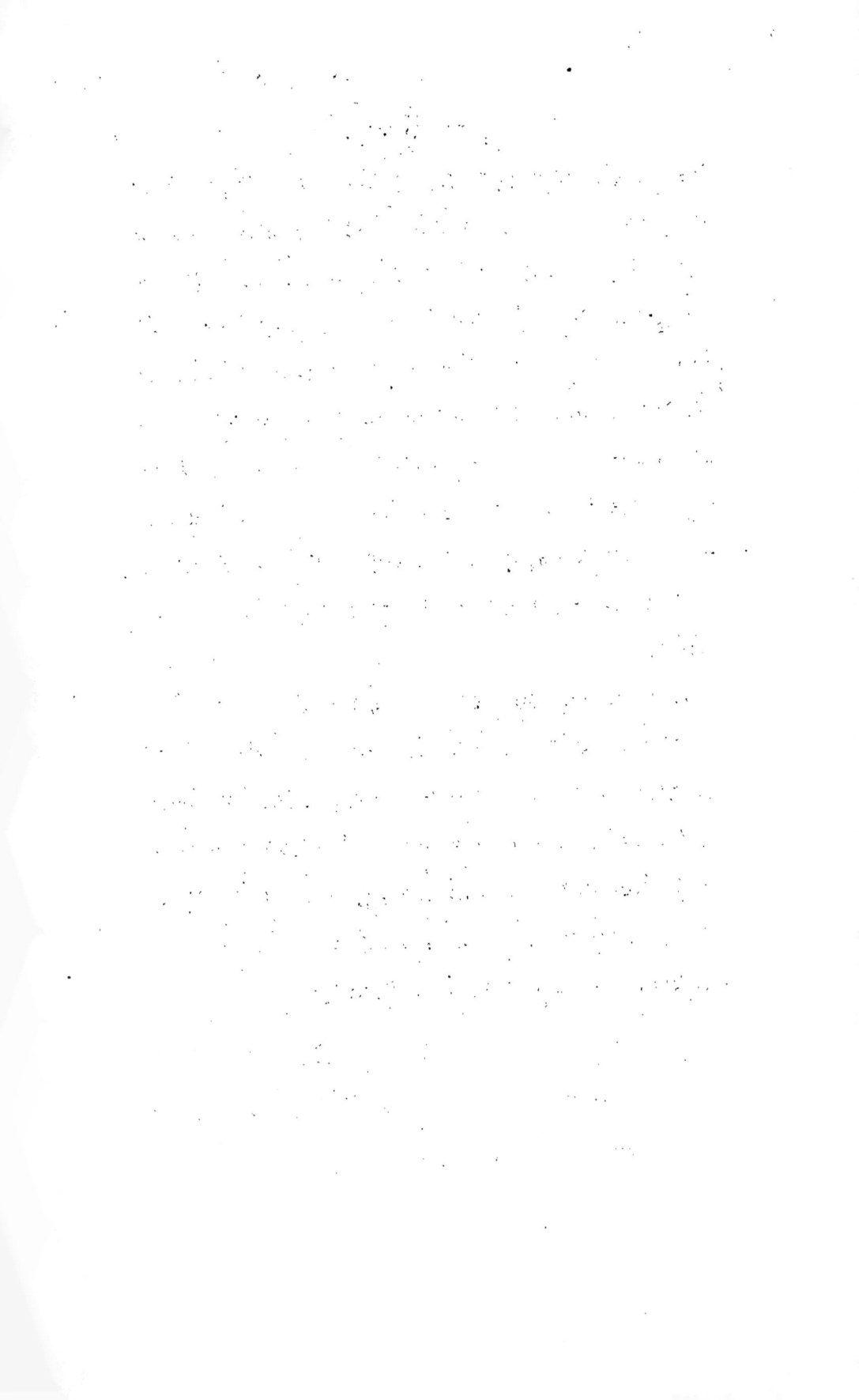

CHAPITRE VII.

DES ÉTABLISSEMENTS.

Je crois, en terminant cet ouvrage, devoir dire quelques mots sur les établissements de bains de mer de la Manche, les seuls que je connaisse.

Je citerai d'abord Boulogne, avec sa plage unique, couverte d'un sable solide et fin, sans un seul galet, ses rues toujours propres, ses om-

nibus gratis conduisant à la plage, ses voitures
baignoires, si commodes pour se déshabiller et
se rhabiller sans jamais être incommodé du froid
ni du soleil, l'avantage immense d'être traîné
dans ces voitures jusqu'à ce qu'on ait assez
d'eau pour être plongé. Boulogne avec ses maîtres nageurs dont le courage, l'habileté, la politesse, la complaisance sont proverbiales! et
parmi eux Hénin, le brave Joseph Hénin, mon
vieil ami de vingt ans, à qui bien des hommes
illustres se sont honorés de serrer la main, Joseph Hénin qui depuis 1834 a sauvé sous mes
yeux la vie à plus de vingt personnes, au péril
de ses jours et sans jamais accepter de récompense! Joseph Hénin dont la poitrine est couverte
de médailles d'honneur, qui lui ont été décer-
nées par la France et l'Angleterre, et qui depuis
a reçu de S. M. Napoléon III la seule distinction
qui lui manquait : la croix de chevalier de la Lé-
gion d'honneur qu'il a si bien méritée! Bon, modeste et désintéressé, le prix Monthyon ne pou-

vait manquer à Joseph Hénin ; et il l'a en effet
reçu il y a deux ans comme récompense de son
courage et de son dévouement.

Si je recommande aux dames un maître baigneur au lieu d'une baigneuse, c'est que l'expérience m'a prouvé qu'une femme qui a le senti-
ment de sa faiblesse ne vous conduit jamais assez
loin dans l'eau. Tandis que le maître nageur, sûr
de lui-même et capable de vous secourir en cas
de danger, vous mène par la main jusqu'à ce que
vous ayez de l'eau jusqu'au cou, ce qui est d'une
grande importance.

Les malades trouveront à Boulogne de jolis
appartements et des chambres garnies de tout
ce qui est nécessaire aux besoins de la vie, sans
compter quatre-vingts hôtels. Je recommanderai
parmi ceux du second ordre l'excellent hôtel du
Lion-d'Hrgent, rue Neuve-Chaussée, tenue par
M. Fanchon, chez qui on trouve soins, complai-
sances, bonne table et prix modérés.

On trouve aussi à Boulogne à louer pour la

4.

saison, ou par mois, de jolies petites maisons ayant vue sur la mer, et près des nouvelles routes construites depuis la formation des camps du Nord.

Après Boulogne je ne puis trop recommander le Tréport, qui, depuis quinze ans, est en si grande voie de prospérité et dont l'établissement, sous une direction qui comprendrait mieux ses intérêts, se placerait au premier rang des établissements de ce genre.

C'est au Tréport que les baigneurs verront les plus belles falaises de toute la Manche et la plus vaste étendue de mer surtout du haut de la falaise de Mers. L'église bâtie sous la domination des Anglais mérite l'attention des voyageurs, ainsi que la jolie croix du Marché.

Mais ce qui contribue le plus à rendre agréable le séjour de Tréport, c'est la proximité du parc et de la forêt d'Eu qui offrent de si charmantes promenades. Maintenant, au reste, le Tréport n'est plus comme il y a vingt ans une bourgade

de pêcheurs, c'est une ville; témoin les élégan-
tes constructions élevées sur la plage, dans la
vue de Mers et sur le port. Tréport semble vou-
loir reconquérir son importance d'autrefois, sa
population et son commerce auquel il ouvrait
ses trois ports, ainsi que l'indique son nom.

Les malades trouveront au Tréport de charmantes maisons, des appartements meublés avec
goût et des chambres garnies. Il y a aussi plusieurs hôtels parmi lesquels je recommande
l'hôtel de France tenu par M. Stanislas Le Trais-
tre, mais qui n'a de traître que son nom.

Je n'ai point parlé de Saint-Valery-sur-Somme,
petite ville dans une position fort agréable, parce
que ses bains de mer m'ont paru une mystifica-
tion. C'est-à-dire que la mer étant à trois lieues
de Saint-Valery (au Hourdel), on se baigne sur
un fond de vase dans l'eau de la Somme mêlée
d'eau salée à la mer haute. Saint-Valery ne peut
être considéré que comme une campagne char-
mante, mais non comme un lieu de bains.

On me permettra de ne point partager comme quelques personnes l'engouement que leur inspire Dieppe ! J'y ai pris des bains il y a dix-sept ans... J'y suis retourné l'année dernière (1855) et je n'y ai trouvé qu'un seul changement, un seul ! c'est que l'exploitation des étrangers se fait plus en grand, voilà tout. Tout y est d'un prix exorbitant. Les logements, quoique peu agréables, le poisson et les autres denrées, tout s'y paye au poids de l'or ! et les hôtels ! ! ! !

Quant aux bains, on se baigne fort peu à Dieppe ; mais en revanche on y danse beaucoup ! Et cela se comprend, on n'a rien à faire... La plage de Dieppe étant couverte d'une épaisse couche de gros galets, on ne se baigne qu'à certaines heures de la journée et quand le médecin directeur le permet ; ce qui n'arrive pas toujours quand il y a de la lame. Souvent aussi il arrive qu'à l'heure où il est permis de se baigner, la digestion n'est pas faite, alors point de bain ce jour-là. Le lendemain l'heure du bain se trouve précisément celle de la table d'hôte de l'hôtel que vous habitez, encore un jour sans bain! et cela se renouvelle souvent! A ce désagrément fort grave à mon avis, il faut ajouter le prix très-élevé des bains et de l'entrée à l'établissement.

A Saint-Valery-en-Caux, il y a un petit établissement de bains fondé il y a cinq ans par monsieur Pillore. Cet établissement est en voie de prospérité. On a su y réunir tout ce qui peut être utile aux baigneurs : salon de lecture, de bal, etc. Il y a même un restaurant dont les prix sont très-modérés. Saint-Valery-en-Caux convient aux personnes qui aiment la tranquillité.

A Fécamp, les malades trouveront un établissement de bains de mer qui m'a paru l'un des mieux compris et des mieux appropriés à cette destination, de tous ceux que j'ai vus. On y trouve réunis l'agréable et l'utile, une eau limpide et transparente, un galet très-fin, de beau linge éblouissant de propreté. Mais malgré ces avan-

4.

tages si important, l'établissement de Fécamp qui possède terrasse, galerie, salle de bal, de lecture, restaurant et jardin, est peu fréquenté. Quelle en est la raison?... La seule que je connaisse, c'est l'éloignement de la ville. Il faudrait un omnibus qui, dépendant de l'établissement, allât prendre les malades en ville pour les transporter aux bains, comme cela se fait à Boulogne, la ville de bains par excellence !

Fécamp possède l'une des plus magnifiques églises de France, c'est l'ancienne église de l'abbaye des Bénédictins de Fécamp, aujourd'hui paroisse de la Trinité. Ce beau monument, qui a quatre cents pieds de longueur, présente plusieurs styles d'architecture parmi lesquels dominent le roman et le gothique.

Le port de Fécamp, construit en granit de Cherbourg, est, après le Havre, le plus beau et le plus sûr des ports de la Manche.

A Etretat, la mer est limpide, mais les bains sont mal tenus, le linge mal blanchi, et les chemins qui conduisent à l'établissement dans le plus triste état.

C'est à Etretat, heureusement situé au fond d'une crique, abritée des vents du Nord-ouest et du nord-est par deux belles falaises qui s'avancent dans la mer comme deux promontoires, qu'on admire ces roches percées, dont l'aspect est véritablement pittoresque.

Toujours en suivant le littoral, nous voici arrivés au Havre. Il existe sur cette côte une infinité d'établissements de bains grands et petits, depuis la jetée du Nord jusqu'au château Vert au-delà de Sainte-Adresse.

C'est ici le moment de combattre une erreur qui consiste à croire qu'au Havre, les bains de mer sont moins favorables qu'ailleurs, parce que l'eau de mer est mélangée d'eau douce par la présence de la Seine qui se jette dans la Manche, en face de la ville. C'est une erreur, je le répète : l'eau de la Seine ne se mêle point dans la mer du côté du Havre, elle suit la côte d'Honfleur,

passe à Trouville, et va se perdre en pleine
mer en suivant la côte de Caen. C'est une vé-
rité qu'il est facile d'établir en examinant les
courants. Je certifie donc aux baigneurs qu'au
Havre, l'eau de la mer est aussi pure qu'à Dieppe
et au Tréport, et par cela même, aussi salutaire.

Je recommande vivement aux malades mon
brave baigneur Edouard, attaché à l'établissement
de monsieur Burdett, où ils sont certains de trouver tous les soins et toutes les complaisance qu'ils
sont en droit d'attendre.

Je ne dirai rien du Havre, tout le monde con-
naît cette ville si animée, véritable petit Paris !
Des hauteurs d'Ingouville, l'œil jouit d'une des
plus magnifiques vues qu'il soit donné à l'hommes d'admirer.

Je ne sais qui ou quoi a pu valoir à Trouville
la vogue dont ce pays jouit comme établissement
de bains de mer. Comme campagne, c'est ravis-
sant ! Mais lorsqu'il s'agit de prendre des bains
qui doivent avoir une influence sur la santé, il

faut choisir le rivage qui présente les avantages qu'on va chercher.

Trouville, situé entre les embouchures de la Seine et de la Touque, reçoit sur sa plage les eaux très-abondantes de ces deux rivières. Même à marée haute, la mer conserve à Trouville une teinte d'un blanc sale, qui ne disparaît qu'à plus d'une lieue au large. C'est l'effet du mélange de l'eau douce. Le courant de la Touque est tellement puissant, que dans le port de Trouville qui sert de lit à la rivière, il refoule le flot de la mer montante, et va comme à mer basse déverser ses eaux sur *la plage des bains.*

Pour me rendre un compte exact de la force du courant de la Touque, j'ai jeté dans le port une casquette qui, malgré la mer montante, a été rapidement portée au large ; ajoutez à cela la masse énorme d'eau douce que le courant de la Seine vient apporter sur la plage de Trouville, et vous jugerez de la qualité de l'eau dans laquelle on se baigne.

Par suite de ces considérations graves, j'engagerai les malades à aller prendre des bains de
mer partout ailleurs qu'à Trouville, s'ils veulent
en obtenir une guérison certaine.

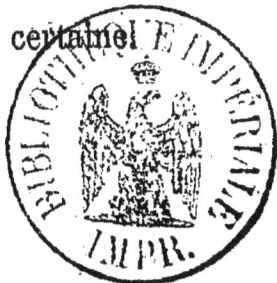

FIN.

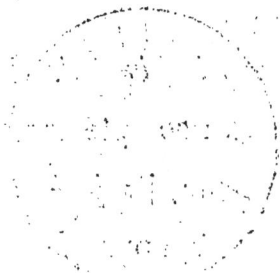

TABLE

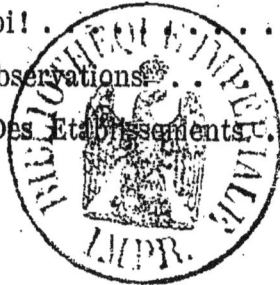